DES

HÉMORRHAGIES

ALVÉOLAIRES

A LA SUITE D'EXTRACTION DE DENTS

LEUR TRAITEMENT

PAR

G. GUÉNARD

DOCTEUR EN MÉDECINE DE LA FACULTÉ DE PARIS

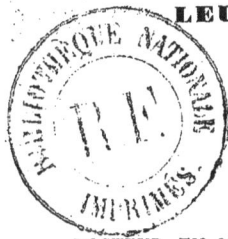

I0060484

~~~

BORDEAUX

IMPRIMERIE G. GOUNOUILHOU

11, RUE GUIRAUDE, 11

1876

DES

HÉMORRHAGIES

ALVÉOLAIRES

A LA SUITE D'EXTRACTION DE DENTS

LEUR TRAITEMENT

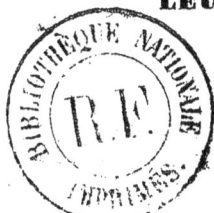

PAR

G. GUÉNARD

DOCTEUR EN MÉDECINE DE LA FACULTÉ DE PARIS

❧

BORDEAUX

IMPRIMERIE G. GOUNOUILHOU

11, RUE GUIRAUDE, 11

1876

A MON PÈRE ET A MA MÈRE

A MA SOEUR ET A MON BEAU-FRÈRE

A MES PARENTS

A MES AMIS

DES HÉMORRHAGIES ALVÉOLAIRES

A LA SUITE

D'EXTRACTION DE DENTS

LEUR TRAITEMENT

INTRODUCTION

De tous les accidents produits par l'extraction des dents, l'hémorrhagie est un des plus fréquents, souvent même un des plus alarmants.

Après l'extraction d'une dent, il se produit une petite hémorrhagie, soit par la déchirure des capillaires des gencives, soit par la déchirure de l'artère nourricière de la dent; mais, dans l'état normal, cet écoulement de sang s'arrête bientôt après. Cependant, dans certains cas, au lieu de cesser immédiatement, il va en croissant de plus en plus et finit par constituer une hémorrhagie, qui, si on n'y prenait garde, deviendrait bientôt mortelle, comme j'en rapporte plusieurs exemples dans le courant de mon petit travail.

Ce sont ces hémorrhagies que je me propose d'étudier. Je me suis inspiré du mémoire que M. le Dr J. Moreau a

publié dans les *Archives générales de médecine* de 1873,
du mémoire de M. le Dr Delestre, et, du chapitre qui
traite de l'hémophilie, de l'article de M. le Dr H. Gintrac,
dans le *Nouveau Dictionnaire de médecine et de chirurgie
pratiques*.

Aidé de l'ouvrage de M. Moreau, j'en ai à peu près
adopté le plan et les idées. Je me suis surtout attaché à
faire ressortir que, dans le cas d'hémophilie, le dentiste
ne prend pas assez de précautions, soit en n'interrogeant
pas son malade, soit en n'instituant pas un traitement
convenable en cas de persistance ou de récidive de
l'hémorrhagie.

J'étudierai donc dans ce travail, après avoir fait un
petit historique de la question, l'étiologie, dans laquelle
je fais rentrer comme cause principale l'hémophilie; puis
j'essaierai d'en ébaucher la pathogénie. Je m'étendrai
surtout sur l'étiologie et le traitement qui, au point de
vue pratique, en sont les deux points principaux. Je
ne dirai que quelques mots du diagnostic, ainsi que
du pronostic, qui en est très variable. Je rapporterai
à ce chapitre quelques observations dont les unes ont été
suivies de mort et dont les autres ont eu une heureuse
terminaison.

HISTORIQUE.

L'extraction des dents, suivant les anciens, ne devait
être faite que lorsque ces dernières étaient complètement
ébranlées et qu'il ne fallait plus qu'un léger effort pour les

enlever. Ils se servaient le plus souvent d'instruments de plomb. Érasistrate raconte que l'on en montrait un de ce métal dans le temple d'Apollon.

L'hémorrhagie consécutive à l'extraction des dents a été signalée par Celse dans son ouvrage *De re medicâ*. L'hémorrhagie, pour lui, n'était que le résultat de la fracture de l'alvéole ; c'était cette fracture qui occasionnait cet écoulement de sang anormal. Aussi, pour l'arrêter, il recommandait, comme dans toutes les plaies avec lésion des os, d'enlever d'abord les esquilles, et le plus souvent cela suffisait à arrêter l'hémorrhagie [1].

Dans son traité de la carie dentaire, M. Magitot [2] dit que Cicéron signale Érasistrate comme ne voulant pas qu'on fît l'ablation des dents avant qu'elles ne soient très chancelantes. C'est aussi lui qui raconte, dans le même ouvrage, qu'Héraclide et Hérophile citent des cas de mort occasionnés par l'extraction des dents.

Il faut arriver assez loin dans l'histoire de la médecine pour voir ces hémorrhagies signalées. La plupart des auteurs n'en parlent que peu ou point. Ce n'est guère que vers le XVIIIᵉ siècle que beaucoup d'auteurs se sont occupés de cette question, et quelques-uns, par les observations qu'ils rapportent à la suite de leur récit, soit théorique, soit pratique, font autorité.

Ainsi nous trouvons d'abord Belloc [3], qui publie une note relative à l'hémorrhagie consécutive à l'extraction des dents, et surtout il insiste sur les moyens d'y remédier. Pour lui, l'écoulement de sang n'est pas grave, car il cède

[1] Dujardin, *Histoire de la chirurgie,* 1774, t. I, p. 323.
[2] Magitot, *Traité de la carie dentaire,* 1867, p. 5.
[3] Moreau, *De l'hémorrhagie consécutive à l'extraction des dents* (Archives générales de médecine, 1873, vol. II, p. 150).

le plus souvent à la compression méthodique. Le but de cette note est surtout de préconiser l'emploi de la cire molle comme moyen compresseur dans les cas d'hémorrhagies graves.

.. Hunter signale ces hémorrhagies, mais il ne rentre dans aucun détail relativement à l'étiologie et aux symptômes de cette question. Il ne parle que du traitement. Pour lui, il faut remplir de charpie l'espace compris entre les deux alvéoles, placer par dessus une compresse, puis sur cette compresse un compresseur, n'importe de quelle façon, pourvu qu'il soit plus haut que les dents adjacentes, afin qu'en faisant fermer la mâchoire opposée, les dents de cette mâchoire puissent exercer une compression sur l'appareil [1].

Courtois [2] rapporte trois observations relatives à cette question. Dans ces trois observations, qui sont trois cas de guérison, il a employé comme traitement : la poudre d'agaric de chêne et la compression faite au moyen de tampons de linge, et du rapprochement de la mâchoire opposée qu'il maintenait en place par un bandage en fronde.

Jourdain [3], dans son traité des maladies de la bouche, consacre un chapitre assez important aux hémorrhagies consécutives à l'extraction des dents. Il y cite plusieurs observations personnelles suivies de guérison. J'en rapporte deux dans ce petit travail, utiles pour démontrer certains points importants. L'article de Jourdain se termine par une démonstration de l'inefficacité du cautère actuel

[1] Moreau, *De l'hémorrhagie consécutive à l'extraction des dents* (Archives générales de médecine, 1873, vol. II, p. 150).
[2] Courtois, *Le dentiste observateur*, 1775, p. 289 et suiv.
[3] Jourdain, *Maladies de la bouche*, 1778, t. II, p. 695 et suiv.

dans cette sorte d'hémorrhagie, et préconise d'une façon toute particulière le tamponnement et la compression. C'est pour lui le traitement le plus convenable et celui qu'il mettait en pratique.

Fauchard ([1]) ne parle que du traitement des hémorrhagies dentaires. Il vante les styptiques et le cautère actuel ; seulement, dans les cas d'hémorrhagies graves, il préconise le tamponnement au moyen de bourdonnets de coton trempés dans les styptiques, mais il n'employait la compression que dans les hémorrhagies incoercibles, aussi il n'en parle qu'en passant.

Dans son traité de l'odontalgie, Lécluse ([2]) consacre un tout petit chapitre aux hémorrhagies. « Il faut, dit-il, y apporter prompt secours. » Il préconise les moyens donnés par Fauchard, et, comme lui, se sert des styptiques et du tamponnement. Il ne fait même point mention de la compression.

Quant à Bourdet ([3]), il ne consacre qu'un petit article à cette complication de l'extraction, qui, pour lui, n'est pas difficile à arrêter. Il s'étend très longuement sur le traitement dont nous parlerons à la fin de ce petit exposé. Il cite à la suite trois observations guéries, deux par le tamponnement et la compression, et la troisième par le cautère actuel suivi du tamponnement et de la compression.

En 1802, Duval ([4]) fit paraître un travail remarquable sur les accidents de l'extraction des dents. Il consacre,

---

([1]) Fauchard, *Le chirurgien dentiste*, 1786, t. II, p. 194 et suiv.

([2]) Lécluse, *Nouveaux éléments d'odontalgie*, 1754, p. 140.

([3]) Bourdet, *Recherches et observations sur toutes les parties de l'art du dentiste*, 1786, t. II, p. 162.

([4]) Duval, *Accidents de l'extraction des dents*, 1802, p. 49.

dans son ouvrage un long chapitre aux hémorrhagies. Il ne considère pas cet accident comme très dangereux en lui-même, mais il prétend que c'est la négligence qu'on met à ne pas employer de suite les moyens qui peuvent l'arrêter.

Pour lui, ce sont les personnes qui ont une apparence pléthorique et qui sont sanguines qui y sont le plus sujettes. Cette idée de Duval ne nous paraît pas fondée et un peu plus loin nous nous attacherons à réfuter cette erreur. Comme traitement, il insiste sur le tamponnement de l'alvéole, et fait une compression par dessus au moyen d'un morceau de liége excavé pour pouvoir emboîter la gencive. Il rejette complètement le cautère actuel.

« Les sujets mols, les scorbutiques, sont sujets aux » hémorrhagies, et les sujets sains et bien constitués n'ont » point d'hémorrhagies, » dit Laforgue (¹). De l'avis de M. le Dr J. Moreau, je crois que cet auteur est plus dans le vrai que l'auteur précédent, qui prétend que la cause des hémorrhagies réside dans le tempérament sanguin. Nous discuterons, comme je le disais plus haut, cette opinion un peu plus loin. Le traitement de Laforgue consiste dans le tamponnement et la compression.

Jourdan (²) ne consacre qu'un très petit passage de son livre aux hémorrhagies dentaires. Pour lui, si l'hémorrhagie est faible, on fait une simple lotion astringente ; si elle est grave, on a recours au tamponnement au moyen de compresses, puis à la compression en tenant la bouche du malade fermée au moyen d'un bandage en fronde.

Dans son mémoire, M. Moreau cite l'opinion de Leonar

(¹) Laforgue, *L'art du dentiste,* Paris, 1802, p. 124.
(²) Jourdan, *Le manuel de l'art du dentiste,* 1807, p. 35.

Kœker ([1]) sur ces hémorrhagies. « Celui-ci attribue, dans la plupart des cas, la gravité de ces pertes de sang à la façon dont l'opération a été accomplie, ainsi qu'aux manœuvres consécutives. » Pour lui, tous les agents employés pour favoriser la coagulation du sang sont des agents provocateurs de l'hémorrhagie. M. Moreau ([2]) juge cette façon de voir comme paradoxale, et nous nous rangeons parfaitement à son avis.

Gariot ([3]) ne consacre qu'un petit article aux hémorrhagies, il préconise le tamponnement suivi de la compression. Pour lui, les hémorrhagies les plus graves sont celles qui tiennent à l'état fongueux des gencives et au scorbut.

Maury ([4]) s'étend un peu plus longuement sur cette question. Il considère les hémorrhagies comme un des accidents les plus graves qui puissent résulter de l'extraction des dents. Il cite comme cause, en dehors du scorbut, les lésions soit des alvéoles, soit des gencives. Quant au traitement, il se sert dans les hémorrhagies légères de simples gargarismes légèrement acidulés. Si elle est opiniâtre, il fait le tamponnement au moyen de cire molle. Cet auteur s'élève contre l'emploi du cautère actuel.

Quant à Lefoulon ([5]), il traite assez longuement de l'hémorrhagie dentaire, et après avoir parlé de ses causes et de son début, il essaie d'expliquer les sources de l'écoulement sanguin, puis il arrive au traitement. Il pré-

([1]) Leonar Kœker, *Principles of dental surgery*, London, 1826, p. 368.

([2]) Moreau, *Loc. cit.*, p. 154.

([3]) Gariot, *Traité des maladies de la bouche*, p. 293.

([4]) Maury, *Traité complet de l'art du dentiste*, 1828, p. 261.

([5]) Lefoulon, *Nouveau traité théorique et pratique de l'art du dentiste*, 1841, p. 322.

conise la compression au moyen de la cire molle, et le tamponnement au moyen d'agaric saupoudré de colophane. Il est, comme Maury, peu partisan du cautère actuel.

Désirabode ([1]) consacre un bien long chapitre à l'hémorrhagie alvéolaire, mais il s'étend surtout sur le traitement qui est, pour lui, le tamponnement et la compression. Il ne parle point des causes de ces hémorrhagies, mais rapporte plusieurs observations pour en montrer la gravité dans certains cas.

Jusqu'à présent, dans cette série d'auteurs, nous n'avons trouvé que des personnes qui ne se sont spécialement occupées que du traitement. Quelques-uns parmi eux ont indiqué certaines causes de cet écoulement sanguin, mais aucun n'a encore parlé de cette maladie spéciale, qui est, à mon avis, la cause principale des hémorrhagies dentaires, je veux parler de l'*hémophilie*. A partir de cette époque, tous les auteurs ont reconnu, comme cause prédisposante par excellence, cette diathèse. Ainsi nous allons trouver dans tous les ouvrages une discussion, plus ou moins importante, sur l'hémophilie.

Dans l'*Art dentaire* de 1857 se trouve un article de M. le Dr Thore ([2]), qui s'occupe des hémorrhagies consécutives à l'extraction des dents chez les hémophiliques. Il insiste surtout sur le traitement, et c'est la compression qu'il préconise. Il cite à l'appui deux observations et une de M. le Dr Tondut (de Niort) où, le perchlorure de fer ayant été employé sans succès, il fallut avoir recours à la compression.

([1]) Désirabode, *Nouveaux éléments complets de la science de l'art du dentiste,* 1845, 2ᵉ partie, p. 513.

([2]) Thore, *Art dentaire : Hémorrhagies,* vol. II, nᵒ 10, p. 305 et vol. III, nᵒ 7, p. 208, 1859.

M. le Dr Delestre (¹) fait un important article sur l'hémorrhagie alvéolaire. C'est lui qui le premier regarde l'hémophilie comme étant la cause la plus fréquente de ces hémorrhagies. Il cite un mémoire de Grandidier dans lequel il relate douze cas de mort par hémorrhagie consécutive à l'extraction des dents. Il cite dans son mémoire une observation suivie de mort, après qu'on eut fait la ligature de la carotide primitive.

Harris (²), quoique ne prononçant pas le mot d'hémophilie, attribue cependant la gravité des hémorrhagies, à la suite d'avulsion de dents, à une disposition particulière de l'individu que l'on rencontre dans certaines familles et qui est souvent héréditaire. Son traitement est l'emploi des styptiques et du tamponnement.

Tomes (³) traite de l'hémorrhagie des alvéoles. Pour lui le scorbut, le purpura et surtout l'hémophilie, sont les causes les plus fréquentes des hémorrhagies dentaires. Il insiste, dans son chapitre, sur l'importance de rechercher les antécédents du sujet avant l'opération. Le dentiste ne se préoccupe pas assez des antécédents, et, pour lui, on doit reculer de faire l'avulsion d'une dent en présence d'un sujet présentant tous les symptômes de l'hémophilie. Son traitement consiste à obturer l'alvéole par la feuille de matico, et à faire la compression au moyen de l'arcade dentaire opposée. Nous reviendrons sur son traitement.

M. Moreau (⁴), dans son mémoire, après avoir fait

(¹) Delestre, *Des accidents causés par l'extraction des dents,* Paris 1870, p. 46.

(²) Harris, *The principles and pactice of dentistry,* Philadelphie, 1871, p. 408.

(³) Tomes, *Traité de chirurgie dentaire.* Traduction française par le docteur Darin, Paris, 1873, p. 651.

(⁴) Moreau, *Loc. cit.,* p. 150.

l'historique de la question, en trace l'étiologie ; en faisant l'histoire de l'hémophilie, il donne un court aperçu de l'anatomie pathologique, en discute la pathogénie, donne les symptômes de ces hémorrhagies. Le traitement et le pronostic tiennent la plus grande place dans son mémoire, qui se termine par une série d'observations dont il tire des conclusions pratiques qui sont à peu près celles que je tirerai de mon travail.

ÉTIOLOGIE.

La plupart des auteurs anciens ont signalé les causes mécaniques de ces hémorrhagies, et parmi celles-ci ils rangent au premier rang la fracture de l'alvéole. Cependant certains, et entre autres Courtois [1], disent que ces hémorrhagies ne sont occasionnées que par un vice particulier qui se trouve dans le sujet à qui l'on ôte la dent, ou bien qu'elles sont produites par la rupture de quelques vaisseaux considérables. D'après cet auteur, il y aurait donc une prédisposition aux hémorrhagies ; c'est ce que nous allons étudier.

Pour Maury [2] et Lefoulon [3], les causes de ces hémorrhagies résident dans la disposition des vaisseaux, dans l'habitude que contractent certaines personnes de sucer leurs gencives, dans le scorbut, la fracture de l'alvéole et la déchirure de la gencive.

[1] Courtois, *Loc. cit.*, p. 290.
[2] Maury, *Loc. cit.*, p. 262.
[3] Lefoulon, *Loc. cit.*, p. 323.

Pour Gariot [1], les causes les plus graves résident dans l'état fongueux des gencives et dans le scorbut.

Toutes ces causes amènent assurément quelquefois des hémorrhagies, mais en dehors de celles-ci il s'en trouve une bien plus grave que Courtois a entrevue, et c'est M. Delestre [2] qui en a parlé le premier. Je veux parler de l'hémophilie. « Les hémorrhagies, dit-il, sont surtout » fréquentes chez les sujets qui présentent cette curieuse » affection connue sous le nom d'hémophilie. »

Tomes, dans son ouvrage de chirurgie dentaire, place, comme M. Delestre et M. Moreau, l'hémophilie au premier rang comme cause des hémorrhagies alvéolaires.

Nous admettons donc, comme cause de ces hémorrhagies, la fracture des alvéoles, le déchirement des gencives ; mais en dehors de ces causes traumatiques, nous admettons surtout celles qui se trouvent dans une prédisposition individuelle. Et en cela nous partageons les opinions de MM. Delestre, Tomes et Moreau. Nous les diviserons comme ce dernier en deux classes [3].

Dans la première classe, nous rangerons les affections dans lesquelles le sang a subi une altération, soit que son élément plastique ait diminué, soit que la quantité d'eau du sérum ait augmenté, avec diminution des globules rouges. Nous trouvons dans cette classe le purpura, le scorbut, le typhus, le diabète, l'albuminurie et les anémies de causes diverses.

Dans la deuxième classe, et pour nous de beaucoup la plus importante, vu les dangers qui peuvent en résulter,

[1] Gariot, *Loc. cit.*, p. 293.
[2] Delestre, *Loc. cit.*, p. 47.
[3] Moreau, *Loc. cit.*, p. 156.

nous placerons l'hémophilie congénitale, qui réside, d'après M. Moreau, dans l'altération du système vasculaire.

Nous devons en peu de mots tracer l'histoire de cette affection qui est si singulière d'après sa marche, ses causes et sa terminaison. Nous nous sommes servi, dans ce court exposé, de l'article de M. Henri Gintrac du *Dictionnaire de médecine et de chirurgie pratiques* (¹).

Cette maladie n'a été guère signalée d'une manière exacte que par un auteur arabe, qui en rapporte une observation assez curieuse. Il faut arriver jusqu'à 1803 pour revoir paraître quelque chose sur cette affection. Alors Otto, Rusch, Boardly, Hay, Hasse, Schambein, à l'étranger, firent paraître des articles sur l'hémophilie. Mais en France ce fut Lebert qui le premier fit des recherches sur la nature de cette maladie. Cet auteur en a recherché les causes, les symptômes et le traitement. Dubois (de Neufchâtel) donne des détails bibliographiques très intéressants sur les hémorrhagies constitutionnelles. Viennent encore les travaux de Grandidier, de Schampf, Fritz, et les thèses de Wolff, Gavoy, Dequenonvilliers, Damblade et Girardeau; de plus, l'article de M. Henri Gintrac.

L'hémophilie est une maladie le plus souvent héréditaire, quelquefois tous les descendants d'une même famille en sont atteints. Elle n'a pas d'époque fixe pour se déclarer. Ainsi, souvent elle se montre au moment de la section du cordon ombilical, d'autres fois ce n'est que dans la première enfance, d'autres fois enfin ce n'est que dans la deuxième enfance. Cependant ces hémorrhagies

---

(¹) H. Gintrac, *Nouveau Dictionnaire de médecine et de chirurgie pratiques,* t. XVII, p. 363 et suiv.

qui sont très abondantes pour une lésion tout à fait insignifiante, ont une tendance à diminuer avec l'âge, comme le fait remarquer M. Gintrac, ainsi que la gravité de la maladie.

Les hommes sont beaucoup plus sujets à cette diathèse hémorrhagique que les femmes, et M. Thore [1] fait remarquer qu'elle est sept fois plus fréquente chez les hommes que chez les femmes. Quant à la constitution des sujets, il n'y a rien de précis, car souvent certaines personnes hémophiles ont un embonpoint qui dénoterait une constitution robuste; d'autres fois, au contraire, elles sont minces, pâles, et même la couleur de la peau est jaune. Donc, rien de précis qui dénote que la constitution des sujets peut influer sur cette bizarre maladie.

Ce qui frappe le plus dans la symptomatologie de cette affection, ce sont des hémorrhagies soit spontanées, soit traumatiques. Les premières se produisent sans aucune raison, sans que la moindre chose dans l'état du malade vienne le faire supposer, et tout d'un coup, souvent le malade paraissant en excellente condition hygiénique, une hémorrhagie se déclare. Le plus souvent elles ont lieu par la muqueuse nasale, et ce sont les épistaxis que l'on rencontre le plus souvent.

Quant aux hémorrhagies traumatiques, elles se produisent sous l'influence de la cause la plus insignifiante, la piqûre d'une aiguille, une petite écorchure, et d'après Grandidier [2], ce serait l'avulsion des dents qui serait chez les hémophiles la cause la plus fréquente de ces hémorrhagies. Ce qu'elles ont surtout de particulier, c'est

[1] Thore, Loc. cit , vol. III, p. 209.
[2] Grandidier, Die Hämophilie order die Blutkrankheit, Leipsig, 1855.

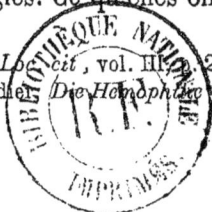

2

qu'elles se font en nappe, d'une manière continue, en bavant et jamais par jet.

Chez les hémophiles, la moindre pression, le moindre choc, même non douloureux, produisent chez eux des ecchymoses, et on les trouve surtout aux parties les plus saillantes du corps, par conséquent celles qui sont le plus exposées aux chocs. Sur la surface de leur corps on trouve aussi des tumeurs sanguines, qui sont le plus souvent déterminées par une cause très insignifiante.

Dans le cours de cette affection, on observe des douleurs articulaires siégeant surtout au niveau des grandes articulations. Le genou en particulier en est le siége le plus habituel. Le gonflement est assez considérable ; la douleur, de plus en plus vive, rend les mouvements difficiles et même impossibles. Quelquefois, comme le dit M. A. Tardieu (¹), le frottement des surfaces articulaires fait entendre une sorte de crépitation rude, et en le forçant on augmente la tuméfaction. Ces douleurs articulaires et ces ecchymoses alternent quelquefois avec les pertes sanguines, d'autres fois elles sont concomittantes.

En dehors de ces symptômes, on peut observer dans le cours de la maladie des accidents nerveux, qui se manifestent par de l'éclampsie, de l'épilepsie et des convulsions.

Quant au pronostic de cette maladie, il est toujours très grave, non seulement à cause des suites immédiates des hémorrhagies partielles, mais encore à cause de son influence sur la constitution et de sa terminaison par hérédité. Elle abrége donc l'existence, et la mort peut

(¹) Tardieu, *Manuel de pathologie et de cliniques médicales*, 1873, p 355.

survenir même dès le début de la vie. L'hémorrhagie la
plus simple chez les hémophiles peut être pour eux une
cause de mort. Grandidier (¹) rapporte dans son travail
80 observations de mort. Le danger réside dans l'âge du
sujet, dans sa constitution, dans la force des hémorrhagies
et dans leur fréquence.

, La pathogénie et la physiologie pathologique de cette
affection sont encore bien vagues, et comme je n'ai pas à
discuter ici les diverses opinions qui ont été énoncées, je
vais les rapporter sans les commenter.

Considérée successivement comme produite par une
diminution de la force de contraction des vaisseaux
capillaires, comme produite par le défaut d'innervation
des filets nerveux qui se rendent aux capillaires, comme
produite par un spasme passager dans les veines les plus
fines, l'hémophilie enfin a été considérée comme le résultat
d'une altération du sang. Sur cette question, Grandidier,
Tardieu et Lebert sont en contradiction. L'un prétend
que le sang ne change pas, soit de coloration, soit de
consistance. Les autres, au contraire, prétendent que le
sang est pâle, séreux, peu coagulable. Rien donc de précis
sur cette question. Quant à M. Moreau (²), il considère
l'hémophilie comme symptomatique d'une lésion organique
du système artériel, héréditaire ou congénital.

. Pour lui, « cette altération porterait particulièrement
» sur la tunique moyenne des artères, soit que celle-ci
» fût amincie, soit que les parties atrophiées fussent
» remplacées par des plaques graisseuses. Ces deux
» manifestations différentes de la même lésion du système

(¹) Grandidier, *Loc. cit.*
(²) Moreau, *Loc. cit.*, p. 159.

» artériel auraient pour point de départ l'arrêt de déve-
» loppement. »

Telles sont les différentes explications que l'on a
données sur la pathogénie de l'hémophilie; nous n'avons
pas ici à les discuter.

Cette maladie peut être confondue avec le purpura
hémorrhagica, ou le rhumatisme chronique, ou bien
encore avec le scorbut. Dans le purpura, les taches sont
multipliées et circonscrites; dans l'hémophilie, ce sont de
véritables ecchymoses. Le diagnostic entre l'hémophilie
et le rhumatisme chronique ne me paraît pas douteux.
Quoique dans le scorbut il y ait quelques points de
communs avec cette maladie, on ne peut cependant pas
les confondre facilement, si on fait attention à l'étiologie
seulement. Les mauvaises conditions hygiéniques prédis-
posent au scorbut, tandis que l'hérédité est la cause
principale de l'hémophilie

Tel est le court résumé de cette maladie, qu'il me
paraissait indispensable de connaître pour expliquer la
fréquence des hémorrhagies à la suite d'extraction des
dents, et surtout pour pouvoir comprendre pourquoi ces
hémorrhagies dentaires, qui paraissent sans gravité,
deviennent quelquefois incoercibles et peuvent entraîner
la mort.

C'est donc l'hémophilie qui est la cause prédisposante
par excellence des hémorrhagies alvéolaires.

C'est surtout chez les hommes que l'on rencontre ces
hémorrhagies incoercibles, beaucoup plus fréquentes chez
eux que chez les femmes; cela tient à ce que ce sont les
personnes du sexe masculin qui sont plus sujettes à
l'hémophilie.

Toutes les observations suivies de mort qui ont été

consignées ont été recueillies chez les sujets du sexe masculin.

En cela nous sommes en désaccord avec M. Delestre [1], qui dit : « qu'elles sont plus fréquentes chez les femmes » que chez les hommes, et qu'elles sont excessivement » rares chez les enfants. » Les observations suivies de mort que rapporte M. Delestre sont presque toutes recueillies sur des sujets du sexe masculin. Le peu que je joins à mon petit travail ont été recueillies sur des hommes. Et pour nous, comme pour la plupart des auteurs, les hommes sont beaucoup plus fréquemment atteints que les femmes d'hémorrhagies graves à la suite d'extraction de dents.

Enfin, une hémorrhagie d'une gravité extrême est l'anévrysme de l'artère dentaire dans l'épaisseur de l'os maxillaire. Il n'en existe que deux cas dans la science. Rufz [2] en a rapporté un et Heyfelder [3] un autre ; elles ont été toutes deux suivies de mort. Elles sont rapportées dans le mémoire de M. le Dr Delestre [4].

PATHOGÉNIE.

Quand on vient à extraire une dent, il se produit plusieurs traumatismes. Il y a déchirure de la gencive et du périoste, et rupture des vaisseaux dentaires. Alors il se fait un

---

[1] Delestre, *Loc. cit.*, p. 46.
[2] Rufz, *Moniteur des Hôpitaux,* 1re série, no 119, t. I, 4e année.
[3] Heyfelder, *Bulletin de la Société de Chirurgie,* 1856, t. VII, p. 190.
[4] Delestre, *Loc. cit.*, p. 54 et suiv.

écoulement sanguin en nappe à l'intérieur des alvéoles. Peu à peu, ce petit écoulement de sang, qui est une bonne chose au début, s'arrête; mais aussi quelquefois il prend des proportions assez grandes pour effrayer et même devenir dangereux.

C'est qu'alors il se produit une véritable hémorrhagie, dont les sources peuvent être multiples.

Lefoulon [1], dans son traité de l'art du dentiste, a essayé de donner certaines explications, et, sans les discuter, je vais les reproduire. Pour lui, le sang peut avoir deux sources différentes, ou bien il s'échappe des capillaires des gencives, dont quelques fragments d'os entretiennent le saignement, ou bien il provient du rameau artériel qui faisait partie du pédicule de la dent extraite, et qui s'est rompu au moment de l'opération.

Tomes [2], dans son ouvrage de chirurgie dentaire, entre dans plus de détails. Chez le sujet sain, « quand un » vaisseau de moyen calibre est divisé, les deux bouts se » contractent et le sang se coagule à la surface de la » plaie. C'est ainsi que l'hémorrhagie s'arrête. » C'est là l'idée de Follin [3] au sujet de l'hémorrhagie capillaire. « Mais, continue Tomes, quand les vaisseaux ont perdu » leur pouvoir normal de contraction, ou que le sang ne » peut plus se coaguler, l'hémorrhagie peut compromettre » la vie d'un malade. » Il fait aussi remarquer que ces hémorrhagies incoercibles peuvent venir de ce que le sang ne peut plus se coaguler, à la suite d'un état anormal, ou bien que les vaisseaux s'étant incrustés de sels terreux ont perdu le pouvoir de se contracter.

[1] Lefoulon, *Loc. cit.,* p. 323.
[2] Tomes, *Loc. cit.,* p. 643.
[3] Follin, *Traité élémentaire de pathologie externe,* t. I, p. 456.

Je pense que par ces derniers mots il essaie de donner aussi la pathogénie de l'hémophilie, pathogénie qui paraît être encore peu connue, car jusqu'à présent bien des théories ont apparu rendant plus ou moins compte de la question, mais qui, je crois, sont loin d'avoir dit leur dernier mot.

M. Delestre (¹), dans son excellent travail, donne bien des causes à cette hémorrhagie.

« Elle peut, selon lui, provenir ou des vaisseaux de la » gencive, ou de ceux de la dent déchirés et ouverts au » fond de l'alvéole, soit enfin de la pulpe. Elle peut venir » de l'hypertrophie épithéliale de la gencive jointe à une » plus grande vascularité de ce tissu. D'autres fois, l'état » fongueux du périoste dentaire, qui est très épaissi et » très injecté, présente des points suppurés : le périoste » alvéolo-dentaire participe à cette altération et la perte » de sang est fréquente. Enfin, elle peut être la consé- » quence de la fracture du bord alvéolaire, et c'est une » esquille qui maintient les bords béants. » Toutes ces causes nous paraissent excellentes, seulement M. Delestre n'en donne pas l'explication.

Quant à M. Moreau (²), il explique les causes de l'hémorrhagie consécutive à l'extraction des dents, et voici en résumé le fond de ses explications. Il peut se faire que les vaisseaux restent béants soit par la présence d'un corps étranger, soit par manque de contractilité des vaisseaux. Et en cela il est du même avis que Tomes et Follin. Elle peut se produire encore par la déchirure des vaisseaux et des capillaires de la gencive et du périoste,

(¹) Delestre, *Loc. cit.*, p. 54.
(²) Moreau, *Loc. cit.*, p. 163.

Ou bien on peut invoquer toutes les causes qui affaiblissent la résistance des solides et diminuent l'élément plastique du sang, comme certains états morbides dans lesquels ce liquide est altéré (purpura, scorbut, anémies diverses). « On conçoit alors, dit-il, que lorsque l'une quelconque de ces causes existe, l'hémorrhagie persiste et que le caillot parvienne difficilement à s'organiser. »

Cette explication, qui est celle que Tomes et Follin admettent, nous paraît être bonne. Pour nous comme pour eux, lorsqu'un vaisseau de la gencive ou du périoste est lésé, il se contracte des deux bouts, et si le sang est normal, il se coagule à chaque extrémité du vaisseau, et par conséquent ce caillot l'oblitère, de là cessation de l'hémorrhagie. C'est ce qui se passe le plus fréquemment après l'extraction d'une dent.

Mais lorsque le sang est altéré, soit par rapport à sa quantité de fibrine, soit par rapport à la quantité d'eau contenue dans le sérum, il est plus ou moins coagulable. N'étant plus coagulable au même point, que se passe-t-il? Le sang arrive à l'extrémité du vaisseau, s'échappe goutte à goutte, et comme il est plus fluide, il ne peut se coaguler de suite. Arrivant successivement et le caillot ne pouvant pas se former, il continue à s'échapper au dehors et à constituer l'hémorrhagie, qui est alors d'autant plus grave que le sang est moins coagulable.

Cette hémorrhagie est encore augmentée par le manque de contraction des vaisseaux, que ce soit faute d'innervation, que ce soit parce que les tuniques des vaisseaux s'altèrent et soient sous l'influence d'une dégénérescence graisseuse, ou qu'elles s'incrustent de sels calcaires, comme le dit Tomes. En effet, les vaisseaux ne peuvent plus se contracter, leurs parties sectionnées ne peuvent plus se rapprocher de manière à oblitérer leur lumière, le sang alors s'écoule plus facilement et le caillot ne peut s'organiser que fort difficilement, d'autant plus difficilement que le sujet est sous l'influence d'une diathèse qui a pour point de départ une altération de ce liquide.

SYMPTOMES.

Comme dans toutes les hémorrhagies, l'écoulement de sang dans l'hémorrhagie des alvéoles peut être quelquefois si abondant qu'il entraîne l'anémie assez promptement.

Elle peut débuter de suite après l'opération ou bien, et c'est là le cas le plus fréquent, elle a un début insidieux, et l'hémorrhagie qui s'arrête après l'opération recommence plusieurs fois.

Aussitôt la dent extraite, une hémorrhagie survient comme après toute plaie. Elle s'arrête ordinairement entre dix et quinze minutes ; mais d'autres fois on voit l'écoulement de sang augmenter peu à peu, et bientôt de l'alvéole s'échappe ce liquide avec plus ou moins d'intensité. Le malade crache le sang à toute minute, et souvent, si on ne portait un prompt secours, il arriverait des accidents fort graves : d'abord de l'anémie et enfin la mort.

Le sang quelquefois s'arrête de couler, puis au bout d'un certain temps, temps qui est variable, on voit l'hémorrhagie reparaître. Elle peut se manifester une heure, deux heures, un jour, deux jours et même davantage après l'opération.

« L'hémorrhagie, dit Maury (¹), ne se manifeste pas
» toujours au moment de l'opération, mais plusieurs
» minutes, plusieurs heures et quelquefois plusieurs
» jours après, soit parce qu'on a retiré le sang qui se
» trouve dans l'alvéole, soit parce que les malades ont
» irrité par un agent mécanique quelconque les vaisseaux
» dentaires. » Lefoulon (²) fait remarquer en termes à
peu près semblables à ceux de Maury que l'hémorrhagie
peut varier en quelques minutes et plusieurs semaines.

Désirabode (³) mentionne aussi le même fait et rapporte
une observation dont le début de l'hémorrhagie n'eut lieu
que seize heures après l'opération.

M. Delestre et M. Moreau rapportent plusieurs observations dont le début de l'hémorrhagie a varié entre
quelques heures et plusieurs jours.

OBSERVATION I.

*Hémorrhagie à la suite d'une extraction de dent survenue
le cinquième jour après l'opération* (⁴).

En 1770, un étalier boucher se fit ôter une première
grosse molaire de la mâchoire inférieure du côté droit. La
dent fut ôtée de façon à ne pouvoir imputer aucun tort à
l'opérateur. Le sang s'arrêta dans le courant de la même
journée ; mais le cinquième jour après cette opération, cet
homme déjeuna avec plusieurs de ses camarades, et il se

(¹) Maury, *Loc. cit.*, p. 261.
(²) Lefoulon, *Loc. cit.*, p. 323.
(³) Désirabode, *Loc. cit.*, p. 513.
(⁴) Jourdain, *Maladies de la bouche*, t. II, p. 605.

prit de vin. Sur le midi il commença à saigner de sa gencive, et se gargarisa avec de l'eau-de-vie ; l'hémorrhagie
augmenta. A quatre heures après-midi on l'amena chez
moi baignant dans son sang. La dent était ôtée bien
complètement, point de déchirement aux gencives ni de
fractures aux alvéoles. J'employai les moyens décrits
ci-devant, l'hémorrhagie s'arrêta, et, crainte de récidive,
je lui laissai l'appareil pendant huit jours.

Observation II.

*Hémorrhagie survenue le troisième jour après l'extraction
d'une dent* (¹).

Il y a quelques années que je fus mandé aux Grandes
Cordelières pour ôter une dent à une postulante de cette
maison. La dent vint sans difficulté et sans accident, et
lorsque je m'en allai il ne coulait plus de sang. Je ne fus
pas peu surpris, lorsqu'on vint le troisième jour après
l'opération me chercher précipitamment pour cette
postulante, en me disant qu'elle perdait tout son sang
depuis environ deux heures, et par la dent que je lui
avais ôtée. Arrivé dans la maison, j'appris que cette dent
avait commencé à saigner dès le matin, mais si peu,
qu'on avait cru que cela ne serait rien ; qu'on en était
d'autant plus surpris, que les deux premiers jours qui
avaient suivi l'opération, elle n'avait point saigné et qu'elle
avait très bien dormi.

Je m'informai de ce que la malade avait mis dans sa

(¹) Jourdain, *Maladies de la bouche*, t. II, p. 605.

bouche depuis que je lui avais ôté sa dent; on me dit qu'elle s'était fréquemment rincé la bouche soit avec une eau vulnéraire, soit avec de l'eau-de-vie, et qu'elle n'avait cessé de mâcher des feuilles de cochléaria parce qu'on lui avait assuré que cela lui nettoierait la bouche et guérirait sa gencive. Le gonflement excessif de toutes les gencives et l'inflammation outrée de toutes les autres parties de la bouche me confirmèrent la vérité de cette conduite déplacée. La malade souffrait beaucoup. J'arrêtai cette hémorrhagie comme les précédentes. Je prescrivis des gargarismes adoucissants. Le quatrième jour je fus revoir la malade, dont l'hémorrhagie avait été arrêtée à l'instant même : les gencives et les autres parties de la bouche étaient en bon état; mais je ne levai mon appareil que le huitième jour.

OBSERVATION III.

Hémorrhagie survenue neuf jours après l'extraction d'une dent (¹).

En 1748, Bourdet fit à un fripier l'extraction d'une première petite molaire supérieure cassée et très doulou-reuse. L'opération fut simple et l'écoulement se tarit rapidement. Tout se passa bien pendant huit jours, mais le neuvième le sang reparut et coulait abondamment lorsqu'il revint trouver Bourdet. Celui-ci enleva le caillot de sang qui remplissait l'alvéole et le remplaça par de la

---

(¹) Bourdet, *Recherches et Observations*, 1778, t. II, p. 599. Obser-vation reproduite dans le mémoire de M. Moreau.

charpie roulée dans du vitriol en poudre. Puis ayant mis compresses sur compresses, il comprima le tout en faisant serrer les mâchoires. Une heure après il ôta les compresses pour ne laisser que le tampon de charpie. L'hémorrhagie s'arrêta pour ne plus revenir.

OBSERVATION IV.

*Hémorrhagie survenue deux jours après l'extraction
d'une dent.*

M. X..., un de mes clients, vint le 23 novembre 1875 se faire extraire une dent de sagesse du côté droit à la mâchoire inférieure. Il souffrait depuis fort longtemps, et la carie étant bien avancée, je n'hésitai point à en faire l'extraction. L'opération se fit facilement et l'hémorrhagie passagère ne dura que de dix à quinze minutes.

Deux jours après, je reçus une lettre de ce Monsieur me priant de passer chez lui, car, disait-il, il perdait beaucoup de sang par ses gencives depuis à peu près deux heures. Je me rendis chez lui. Je le trouvai très préoccupé de cette hémorrhagie, et en me parlant il crachait beaucoup de sang. Je lui fis laver la bouche avec de l'eau alunée, et ayant examiné d'où provenait cet écoulement de sang, je vis qu'il sortait de la plaie produite par la dent extraite.

Je sondai la plaie avec une sonde très mousse, pour voir s'il n'y avait point d'esquilles osseuses, et n'en ayant point trouvé, je me mis en devoir de pratiquer le tamponnement. Je fis des bourdonnets de coton que je saupoudrai de colophane en poudre et les enfonçai

successivement jusqu'à ce que j'eus rempli les alvéoles.
Je plaçai par dessus un autre coton imbibé de collodion et
enfin un morceau de liége excavé de manière à emboîter
la gencive; je fis fermer la bouche au malade, en lui
recommandant de serrer assez fortement la mâchoire.

Étant revenu le soir, l'écoulement de sang était
complètement arrêté. Deux jours après, j'enlevai les
bourdonnets, et l'hémorrhagie ne reparut plus.

Nous voyons que tous les auteurs, soit anciens, soit
modernes, sont d'accord sur cette question que l'hémorrhagie ne survient pas toujours immédiatement après
l'opération.

C'est pour cela que lorsque le dentiste a affaire à un
hémophilique, il doit prendre des précautions. Aussi je
me permettrai de reproduire certains symptômes que
M. Moreau [1] a groupés sous deux chefs de son important
travail. Ces symptômes me paraissent indispensables au
dentiste et ce sont eux qui le mettront sur la voie des
hémophiliques.

D'abord, les individus atteints d'hémophilie appartien-
nent au sexe masculin. La peau est ordinairement fine et
décolorée, ils ont un embonpoint qui ferait croire à une
santé robuste, leurs mouvements sont lents et pénibles.
Ils ont une espèce d'apathie générale. Il est rare aussi
que ces malades ne présentent pas des douleurs articulaires et cela surtout au genou.

A l'interrogatoire qu'on leur fait subir, ces individus
nous répondent que depuis leur enfance ils sont sujets à
de fréquentes hémorrhagies par les muqueuses; que la

[1] Moreau, *Loc. cit.*, p. 165.

moindre écorchure provoque d'abondants écoulements de sang, que la plus petite contusion produit une ecchymose.

Ce sont les signes principaux auxquels tous les auteurs se rangent pour reconnaître un hémophile. Seulement, M. Moreau les a groupés dans un cadre restreint et commode pour le dentiste, à qui il arrive d'avoir affaire à des gens malheureusement porteurs de cette disposition congénitale. C'est donc un devoir pour le dentiste d'interroger son malade quand il lui présentera quelques-uns des signes que je viens d'énoncer plus haut; et lorsque celui-ci se sera rendu compte de l'état du patient, il devra prendre ses précautions après l'avulsion de la dent, afin d'arrêter une hémorrhagie probable, souvent fort difficile à contenir et malheureusement aussi suivie de mort, comme j'en rapporte plusieurs exemples.

Quant à la durée de cette hémorrhagie, elle peut varier entre quelques minutes et plusieurs semaines. Ainsi beaucoup d'auteurs ont rapporté des cas d'hémorrhagies qui ont duré plusieurs jours et même plusieurs semaines. Hay Roberts (¹) a vu l'écoulement de sang durer vingt-deux jours.

Quand l'hémorrhagie dure aussi longtemps et même ne dure que vingt-quatre ou quarante-huit heures, on voit les malades présenter tous les symptômes d'une hémorrhagie grave, décoloration de la peau, puis anémie, sueurs froides, etc. Les symptômes deviennent de plus en plus graves suivant la quantité de sang perdue. Certains malades en peu de temps deviennent presque exsangues, comme je vais le raconter dans une observation qui m'a été communiquée par M. le Dʳ Lande, professeur adjoint

(¹) Gintrac, *Loc. cit.*, p. 367.

à l'École de médecine de Bordeaux, et dans laquelle une personne d'un tempérament très sanguin s'est trouvée en peu d'heures rendue anémique et présentant tous les symptômes d'une hémorrhagie grave.

Observation V.

Hémorrhagie à la suite d'extraction de dent. — Grande perte de sang. — Tamponnements. — Guérison.

(Communiquée par M. le Dr Lande.)

Mlle X..., âgée de dix-sept ans, d'un tempérament sanguin, quoique non hémophilique et n'ayant point d'hémophile dans sa famille, cependant disposée aux hémorrhagies, se fit extraire la deuxième molaire de la mâchoire inférieure. Cette opération fut faite très facilement et l'hémorrhagie qui la suivit fut très abondante ; cependant elle s'arrêta au bout d'une demi-heure à peu près.

Quelques heures après, cette demoiselle s'occupant de divers soins de ménage fut reprise d'une hémorrhagie plus violente qu'au moment même de l'opération. Malgré les applications d'eau froide, malgré l'emploi de l'eau vinaigrée, du tannin, de l'alun, l'hémorrhagie continua. On pratiqua alors le tamponnement au moyen d'amadou coupé en lanières, mais l'écoulement de sang ne s'arrêta point. Ce n'est que longtemps après, après avoir essayé le tamponnement par l'amadou, que l'on pratiqua le tamponnement de l'alvéole en enfonçant successivement dans la plaie de petits bourdonnets d'amadou saupoudrés de poudre d'alun. Peu après l'hémorrhagie s'arrêta et ne reparut plus.

Ce qu'il y a de plus remarquable, c'est que cette demoiselle, d'un tempérament très sanguin, se trouva complètement exsangue au moment où l'hémorrhagie fut arrêtée.

On voit par cette observation que cette femme a dû perdre une quantité de sang très notable. De plus, elle n'était point hémophile. Seulement, il arrive très souvent que des personnes non hémophiles se trouvent cependant disposées aux hémorrhagies et je crois que celle-ci est dans ce cas. L'observation la plus curieuse à ce sujet est celle de Miller [1], qui a vu un adulte perdre six litres de sang en trente-six heures à la suite d'une extraction de dent. Donc, rien de précis sur la durée et le début de l'hémorrhagie alvéolaire. Elle varie d'après les conditions étiologiques de l'individu, et peut devenir très longue et très difficile à arrêter chez des sujets qui même ne sont pas sous l'influence de la diathèse hémorrhagique.

PRONOSTIC.

L'hémorrhagie alvéolaire, d'après la plupart des auteurs, est considérée comme fort peu grave. Cependant, ils admettent une certaine gravité pour les individus atteints de scorbut et d'hémophilie.

M. Préterre [2], dans son traité sur les dents, s'exprime

[1] Miller, *On the treatment of the hemorrhagie-diathesis*, Edimburg-Martly, journal 1842, p. 567.
[2] Préterre, *Des dents : Traité pratique des maladies de ces organes*, 1872, p. 154.

ainsi : « Quant aux hémorrhagies qui se prolongent long-
» temps après l'opération, elles sont fort rares et on peut
» toujours les arrêter. » Il fait suivre cette phrase d'une
observation d'hémorrhagie dentaire grave, guérie par la
compression digitale et que je rapporte à la fin de mon
travail. Ces hémorrhagies qui paraissent même faciles à
arrêter à M. Préterre, l'ont pourtant forcé, d'après son
observation elle-même, à employer le perchlorure de fer,
qui a été insuffisant, et à pratiquer la compression digitale pendant dix heures. Il est vrai que la plupart du
temps ces hémorrhagies sont peu graves, mais aussi elles
peuvent arriver à un point où ni le dentiste, ni le médecin ne peuvent s'en rendre maîtres.

Pour Grandidier ([1]), chez les hémophiles, c'est l'opération la plus dangereuse à pratiquer, et voici comme il
s'exprime au sujet des hémorrhagies dentaires : « On
» doit considérer comme très grave l'extraction des dents
» chez les hémophiles ; j'ai réussi à découvrir douze cas
» de mort, et presque toujours les hémorrhagies consé-
» cutives à l'opération sont chez eux très difficiles à
» arrêter. » Il y a donc une classe de personnes chez
lesquelles l'hémorrhagie dentaire est très dangereuse.

M. Moreau ([2]) n'est pas si exclusif que M. Préterre, et
quoiqu'il dise que l'hémorrhagie alvéolaire peut s'arrêter
facilement, même chez les hémophiles, il réunit cependant
vingt-six cas de mort. Je me permets d'en rapporter
trois cas que je crois intéressants et que j'ai recueillis
dans diverses publications.

([1]) Grandidier, *Loc. cit.*
([2]) Moreau, *Loc. cit.*, p. 161.

Observation VI.

Éruption des deux incisives centrales inférieures au deuxième jour de la naissance. — Extraction de ces deux dents. — Hémorrhagie incoercible. — Mort ([1]).

Le 30 décembre dernier, Madame X..., primipare, d'une apparence assez délicate, accoucha très naturellement d'un enfant du sexe masculin avec l'assistance d'un de nos agrégés en accouchements les plus distingués de la Faculté.

L'enfant paraît bien constitué et prend le sein au bout de vingt-quatre heures. Deux jours après, on remarque avec surprise que les deux incisives centrales inférieures affleurent le bord gingival. Ces dents continuent à pousser pendant les jours suivants et se dégagent peu à peu entièrement. Bientôt on constate qu'elles remuent considérablement et semblent être soulevées hors de la mâchoire sur une sorte de pédicule qui leur permet de leur imprimer des mouvements de va-et-vient dans tous les sens. Elles paraissent ainsi être en voie d'élimination. Elles blessent le sein et gênent notablement les manœuvres de succion de l'enfant. Aussi le médecin de la famille, qui est un de nos maîtres des hôpitaux de Paris, croit-il devoir les enlever. L'opération est faite le 20 janvier, c'est-à-dire trois semaines après la naissance de l'enfant; cette ablation s'effectue très facilement au moyen d'une pince.

Une demi-heure après survient une hémorrhagie, qu'on

([1]) *Clinique odontologique* de M. E. Magitot. Observation publiée dans la *Gazette des Hôpitaux,* mai 1876, v° 52, p. 412.

ne peut arrêter qu'au moyen de la compression digitale continuée toute la nuit.

Le 21 au matin, l'hémorrhagie, qui semblait être arrêtée, reparaît et se prolonge dans la journée. L'écoulement se fait en nappe et avec une abondance inquiétante.

À deux heures, on se décide à recourir à une intervention chirurgicale, et un de nos jeunes et habiles praticiens des hôpitaux est appelé. Celui-ci croit devoir faire immédiatement, dans les alvéoles, d'où coulait le sang, une cautérisation avec un cautère olivaire de la grosseur d'un pois.

L'hémorrhagie est suspendue quelques heures, mais recommence après avec la même intensité.

Le lendemain 22 janvier, une cautérisation nouvelle, faite de la même manière, parvient à arrêter l'écoulement.

Toutefois, cinq jours après, l'hémorrhagie reparaît de nouveau et nécessite une troisième application du feu. Cette dernière a pour résultat la destruction complète de la gencive et du bord alvéolaire dans la partie correspondante aux deux incisives.

Pendant cette opération, on aperçoit, au fond de la plaie, et au milieu des eschares qui la recouvrent, la présence de plusieurs corps durs et brillants, qui ne sont autres que les couronnes en voie de formation de plusieurs dents permanentes incluses dans la mâchoire.

Malgré cette dernière tentative, l'hémorrhagie reparaît encore et dure jusqu'au 10 février.

Ce jour-là nous sommes mandés près de l'enfant, mais celui-ci est à l'agonie et meurt dans la journée.

Observation VII.

Hémorrhagie singulière ayant eu lieu par diverses voies
à la suite de l'extraction de deux dents. — Mort trois
semaines après la seconde extraction [1].

Jeune homme de vingt-cinq à vingt-huit ans. Extraction
de deux dents qui furent trouvées saines. La douleur ne fut
pas calmée. Pour la première, l'hémorrhagie dura deux
jours et céda à des applications froides.

Pour la seconde, le sang coula pendant huit jours, en
donnant des inquiétudes pour la vie du malade. L'écoulement ne céda qu'au tamponnement avec du coton et de
la poudre de colophane et de charbon. Cet écoulement
tari, les forces semblaient revenir quand tout à coup il se
déclara une épistaxis qui remplaça l'hémorrhagie dentaire.
Après plusieurs jours elle cessa et fut remplacée par une
hématurie qui céda au retour d'une épistaxis. Ces trois
hémorrhagies occupèrent une quinzaine de jours. Le malade était déjà exsangue et succomba trente-six heures
après la réapparition de l'épistaxis, qui ne donnait plus
que de la sérosité claire.

Observation VIII.

Hémorrhagie incoercible. — Tamponnement. — Récidive.
Mort [2].

Un monsieur d'âge moyen, robuste, s'est fait arracher

---

[1] *Gazette des Hôpitaux*, 1849, p. 89. Observation recueillie par
le docteur Lucien Papillaud à Puerto-Allegre (Brésil), reproduite
dans le mémoire de M. J. Moreau.

[2] *London medical gazette*, février 1842. Reproduite dans l'ouvrage
de Désirabode, t. II, p. 511.

une dent de sagesse du côté droit le 19 décembre 1841.
L'extraction a été faite à l'aide des pinces dont on se sert
pour arracher les dents des enfants. Elle avait trois racines, dont l'antérieure était la plus longue. L'hémorrhagie
n'a rien présenté d'extraordinaire ; elle s'est arrêtée
promptement à l'aide du tamponnement de l'alvéole avec
de la charpie trempée dans de l'eau-de-vie camphrée.
A quatre heures et demie du soir le sang a reparu ; il
émanait de l'alvéole de la racine antérieure en grande
abondance, mais probablement do la membrane alvéolo-
dentaire, et non de l'artère centrale de la pulpe, puisque
on ne remarquait aucun jet. On détamponne, on nettoie,
on lave, on retamponne plus fortement à l'aide d'un
instrument courbe, par dessus on applique un bouchon
qui est serré entre les deux mâchoires, un bandage les
retient rapprochées.

Le sang s'arrête, puis il reparaît de nouveau ; on
recommence, il revient encore, et ainsi de suite pendant
trois semaines jour et nuit. Au bout de ce temps, le
patient était tellement faible qu'il a succombé dans un état
anémique, malgré l'assistance de plusieurs médecins.

Ces observations viennent prouver que les hémorrhagies dentaires ne sont pas aussi bénignes que l'on veut
bien le dire, et que le dentiste doit bien faire attention à
leur suite.

Pour M. Delestre ([1]), le pronostic de l'hémorrhagie
dentaire n'est grave que chez les hémophiles, et il con-
seille de s'abstenir le plus possible d'extraire une dent
chez ces personnes. Cependant il ne faut pas se refuser à

([1]) Delestre, *Loc. cit.*, p. 62.

soulager les malades atteints de cette diathèse. Seulement, il faut, après l'opération, prendre des précautions afin que l'hémorrhagie probable soit arrêtée, soit avant son début ou à son début même, soit dans le courant de son évolution.

Donc, danger peu grand chez les personnes ordinaires. Danger assez grand chez les scorbutiques et les hémophiliques. Je ne veux pas dire par là que la guérison est peu probable chez ces derniers, cela serait complètement en dehors de ma pensée ; et plus loin à l'article *traitement*, je rapporte plusieurs observations d'hémophiles qui ont été guéris, soit par le tamponnement simple, soit par la compression au moyen d'appareils, soit enfin par la compression digitale. Je réserve ces observations pour préconiser certains traitements qui ont, à mon avis, et de l'avis de personnes plus autorisées que moi, plus de succès que les autres.

Quand la mort est la terminaison de cette hémorrhagie, le malade meurt en présentant tous les caractères d'une personne atteinte d'hémorrhagie grave, seulement pas plus que dans les autres hémorrhagies on ne peut préciser le moment du dénouement fatal.

TRAITEMENT.

De tous les accidents qui suivent l'extraction des dents, l'hémorrhagie est un des plus fréquents, et, comme le dit Maury (¹), un des plus inquiétants pour la personne qui est obligée de le supporter. Aussi depuis les temps les plus anciens on a essayé de les arrêter, et, soit par un moyen ou par un autre, on est arrivé à ce résultat. Ce sont ces divers moyens qui nous restent à étudier.

Les uns ont préconisé les styptiques, comme Fauchard et Lécluse ; puis comme Bourdet, Jourdain, Maury, Lefoulon, Désirabode, etc., on a préconisé le tamponnement de l'alvéole et la compression. Le cautère actuel a presque toujours été en défaveur à cause des désordres qu'il fait subir à l'alvéole. On a même fait la compression digitale dont Van Swieten (²) dit avoir obtenu les meilleurs résultats. J'en rapporte un peu plus loin deux exemples, tous deux suivis de guérison, et dont l'un m'a été communiqué par un de mes chefs de l'hôpital Saint-André de Bordeaux, M. le Dr L. Lande.

Brodie (³) a même fait la ligature de la carotide primitive et cette opération a été pratiquée une seconde fois à l'hôpital Saint-Georges de Londres (⁴). Toutes deux ont été suivies de mort. Nous verrons plus loin ce qu'en pensent MM. Delestre et Moreau.

(¹) Maury, *Loc. cit.*
(²) *Mémoires de l'Académie royale de chirurgie,* t. VII, p. 40.
(³) Blayder, *London medico-chirurgical transactions,* 1817, t. VIII.
(⁴) *Journal universel des sciences médicales.*

D'abord, pour arrêter ces hémorrhagies il faut rechercher s'il ne reste point de corps étrangers ou de
déchirures, favoriser la formation du caillot obturateur
et le maintenir.

Les corps étrangers qui entretiennent les hémorrhagies
sont les esquilles osseuses dépendant de la fracture de
l'alvéole, et de plus la déchirure de la gencive. Toutes les
fois que l'on se trouve en présence d'un malade atteint
d'hémorrhagie dentaire, on devra laver la plaie avec
soin, rechercher s'il ne reste point d'esquilles, et si l'on
en rencontre les enlever, car souvent ces esquilles osseuses
tiennent béants les vaisseaux dentaires. Si la fracture de
l'alvéole est assez considérable pour qu'on ne puisse
enlever les esquilles, il faudra la rapprocher en comprimant
avec les doigts sur les côtés. Quand la gencive est déchirée,
on rapprochera les bords, ou bien on en fera l'excision.
Souvent cela seul suffit pour arrêter une hémorrhagie
alvéolaire. C'est ce que recommandent tous les praticiens
de ce siècle et de la fin du siècle dernier.

Pour favoriser la formation du caillot obturateur et le
maintenir, bien des procédés ont été employés, et c'est
là le point le plus important de la question. Les uns,
comme Fauchard et Lécluse, ne se servent que de
styptiques. On trouve dans Fauchard [1] une longue série
de formules qu'il donne pour arrêter les hémorrhagies
dentaires; pour lui, c'est le point principal.

Les principaux agents coagulateurs qui ont été employés
et préconisés, sont : l'eau vinaigrée, l'alun, l'eau acidulée,
le tannin, le perchlorure de fer. Ce dernier, comme le dit
M. Moreau [2], est préférable. Lui se sert du perchlorure

[1] Fauchard, *Loc. cit.*
[2] Moreau, *Loc. cit.,* p. 326.

de fer à 30°, c'est aussi la préparation que mon père emploie depuis déjà de fort longues années.

Cependant, le perchlorure de fer, qui, quelquefois, rend de véritables services dans des hémorrhagies dentaires, est le plus souvent insuffisant quand on a affaire à une hémorrhagie grave, et surtout à des personnes hémophiles ou scorbutiques.

Le traitement véritable des hémorrhagies alvéolaires est le tamponnement et la compression. C'est le traitement employé depuis bien des années et dont la plupart des auteurs se sont servis avec succès, c'est à ce traitement que l'on doit la guérison de ces hémorrhagies chez les scorbutiques et les hémophiliques. C'est lui que MM. Delestre, Moreau et Tomes préconisent surtout.

Le tamponnement peut se faire de diverses manières : soit avec des bourdonnets de charpie, soit avec de l'amadou, soit avec des feuilles de matico, soit avec des bourdonnets de coton. Tomes (1) donne la préférence au matico.

Que le tamponnement soit fait n'importe avec laquelle de ces substances, cela est indifférent, pourvu que l'alvéole soit parfaitement remplie et que la salive ne puisse venir imprégner les tampons. Aussi, on a soin de mettre une poudre inerte qui empêche le contact de ce liquide avec les bourdonnets et surtout avec le caillot; car ce contact suffit quelquefois pour en empêcher la formation.

Le tamponnement, dans bien des cas, suffit seul pour arrêter une hémorrhagie alvéolaire, mais le plus souvent il faut y joindre une compression méthodique.

(1) Tomes, *Loc. cit.,* p. 643.

La compression peut s'obtenir de bien des manières, comme l'ont pratiquée Maury, Lefoulon, Désirabode; elle peut se faire comme le disent MM. Tomes et Moreau, soit au moyen d'objets qui tombent sous la main, soit au moyen d'appareils prothétiques.

Et d'abord, on peut employer la mâchoire opposée comme compresseur. En effet, lorsqu'on a pratiqué un tamponnement et que l'on recouvre l'alvéole jusqu'à la hauteur des dents voisines, en faisant fermer la mâchoire au malade, on obtient une compression qui peut être des plus énergiques. Seulement cette compression n'est pas stable, et si le malade vient à parler ou à cracher, les tampons peuvent se déranger. C'est pour cela que lorsque la mâchoire opposée sert d'appareil compresseur, il faut avoir soin de la fixer par quelques tours de bande, afin d'en obtenir la plus grande immobilité.

La cire molle a été surtout employée, et Maury et Lefoulon l'ont particulièrement préconisée. Ce moyen est fort bon, il prend bien la forme de l'alvéole, enveloppe exactement la gencive, mais n'empêche pas la salive d'y arriver; et souvent cette salive qui imprègne les parties environnantes, empêche la cire d'adhérer aux dents voisines et à la gencive. Pour moi, je la rejette complètement, et en cela je crois suivre les préceptes de M. Moreau, et je m'appuie sur la pratique de mon père, qui l'a souvent essayée et n'a eu presque que des insuccès.

Quant au liége, c'est un des meilleurs compresseurs que l'on puisse employer. Le liége étant un corps qui se dilate par l'humidité, rend le plus souvent de très grands services dans l'arrêt des hémorrhagies dentaires. Qu'il soit taillé en cône et faisant lui-même le tamponnement et le compresseur, qu'il soit simplement excavé dans le sens de la gencive et dans le sens des dents incisives, sur lesquelles il glisse à frottement dur, qu'il soit simplement appliqué sur le tamponnement et qu'il soit attaché et retenu en place d'une manière ou d'une autre, il exerce toujours une compression douce et régulière. Il n'est point désagréable par sa dureté lorsque l'on fait rapprocher la mâchoire opposée, il ne mâche point les gencives. Aussi, quand une hémorrhagie même grave se présente, c'est au moyen du tampon de liége que le plus souvent on a recours; le plus souvent aussi on n'a qu'à se louer de son emploi.

Souvent ces appareils simples ne suffisent plus et il faut avoir recours à la prothèse, non parce que l'appareil ne comprime pas assez, mais parce qu'il y a déplacement. Le liége peut changer de place par une cause quelconque, et une hémorrhagie qui paraît arrêtée, recommence dlors avec plus d'abondance.

Parmi ces appareils compresseurs, je citerai celui d'Anel, qui se compose d'une plaque en plomb malléable que l'on moule à l'aide des doigts sur la gencive et sur l'obturateur, ainsi que sur les dents voisines. Cet appareil est bon et peut rendre des services, seulement il est désagréable à la bouche et a un goût styptique qui incommode les malades.

Foucou a construit un appareil compresseur qui est très compliqué et par suite peu employé dans la pratique. M. Moreau [1] décrit un appareil très ingénieux qui lui a rendu de véritables services.

Quant à l'appareil que mon père emploie depuis de

[1] Moreau, *Loc. cit.*, p. 330.

longues années, je n'en dirai que quelques mots et en même temps je décrirai son procédé opératoire.

Il pratique le tamponnement au moyen de bourdonnets de coton qu'il saupoudre de colophane, afin d'éviter l'abord de la salive. Il fait son tamponnement successivement, c'est-à-dire qu'il introduit bourdonnet par bourdonnet jusqu'à ce que la cavité des alvéoles soit complètement remplie. Puis il saupoudre de nouveau de colophane, place par dessus un tampon imprégné de collodion, et par dessus encore, dans les hémorrhagies peu graves, un tampon de liége encavé à la partie inférieure, c'est-à-dire emboîtant parfaitement les gencives.

Dans les hémorrhagies graves, il se sert soit de gutta-percha simplement, soit de gutta-percha sur laquelle il place un appareil en platine. Il chauffe la gutta-percha, emboîte la gencive, la maintient avec les doigts jusqu'à ce que le refroidissement se soit opéré. Puis, quand il emploie un appareil en platine, une fois l'empreinte prise, il emboîte la lame de gutta-percha, avec sa plaque de platine préalablement estampée sur l'empreinte.

S'il y a des dents voisines plus ou moins éloignées, il surmonte sa plaque de tenons, au moyen desquels il fixe son appareil à ces dents. S'il n'existe plus de dents, il fait tenir fermée la mâchoire opposée, en ayant soin de la fixer au moyen de quelques tours de bande.

Tel est l'appareil employé par mon père depuis trente ans et qui lui a donné toujours un plein succès. Je cite à la suite quelques observations, soit d'hémophiles traités par lui, soit de scorbutiques, soit de personnes non hémophiles et non scorbutiques, dont la guérison a été obtenue par le tamponnement et la compression.

OBSERVATION IX.

Hémorrhagie incoercible chez un scorbutique. — Compression.
Tamponnement. — Guérison.

(Communiquée par mon ami H. Moreau, interne à l'hôpital Saint-André
de Bordeaux.)

Louise X..., négresse, fut placée à l'hôpital Saint-André
salle n° 9, lit n° 3, pour une affection aiguë. Peu de jours
après son entrée à l'hôpital, cette femme me fit voir une
petite incisive à la mâchoire inférieure et fortement chancelante. Cette dent la gênait beaucoup pour la mastication.

Quoique atteinte d'affection scorbutique, je lui ai extrait
sa dent avec une pince droite. L'hémorrhagie consécutive
s'arrêta bientôt après. Le lendemain, en faisant la visite,
je trouvai la malade en proie à une hémorrhagie très
violente. Ayant examiné d'où provenait le sang, je me
mis en devoir de l'arrêter. Je fis d'abord des lotions
froides et astringentes, je lui plaçai sur la gencive des
bourdonnets de charpie imbibés de perchlorure de fer,
et voyant que l'hémorrhagie continuait, je fis la compression au moyen de tampons de linges et en faisant fermer
la mâchoire à la malade.

Le lendemain l'hémorrhagie reparut avec une nouvelle
violence, ce fut alors que je fis le tamponnement de
l'alvéole et la compression méthodique. Malgré cela ce
ne fut que vingt-quatre heures après que l'écoulement
de sang fut complètement arrêté. Depuis il ne s'est plus
renouvelé.

Observation X.

Hémorrhagie à la suite de l'extraction d'une dent chez un scorbutique. — Tamponnement. — Guérison ([1]).

Duval fut consulté par un homme de cinquante-huit ans qui désirait se faire extraire une canine inférieure branlante. Les gencives étaient tuméfiées et laissaient échapper un écoulement puriforme. Déjà le malade s'était fait extraire une autre dent et avait eu une hémorrhagie dont le souvenir l'inquiétait. Après avoir longtemps différé, Duval fit l'extraction. Le sang, après avoir coulé d'abord abondamment, s'arrêta et tout paraissait terminé, lorsque le soir, entre neuf et dix heures, il reparut avec assez de violence pour nécessiter l'intervention d'un chirurgien, qui arrêta l'hémorrhagie en tamponnant et faisant fermer les mâchoires. L'écoulement se reproduisit le lendemain soir. Duval fut alors appelé et arrêta le sang en tamponnant l'alvéole. Enfin, cinq jours plus tard, il coula de nouveau du sang, ce que Duval attribua à l'effort fait par la nature pour se débarrasser du tampon inclus dans l'alvéole; il arrêta le sang en coupant l'excédant du tampon et faisant laver la bouche.

([1]) Duval, *Accidents de l'extraction des dents,* p. 61, reproduite dans le mémoire de M. J. Moreau.

OBSERVATION XI.

Hémorrhagie à la suite d'extraction de dents chez un hémophile. — Compression. — Plusieurs récidives. — Tamponnement et compression au moyen d'appareils prothétiques. — Guérison.

(F. Guénard, dentiste.)

Le nommé H. S..., enfant de sept ans, né de parents bien portants et dont un frère mourut d'hémorrhagie à la suite d'une piqûre, me fut présenté au mois de mars 1871 dans mon cabinet.

Cet enfant avait une incisive d'en bas (première dentition) chancelante. Autour de la dent suintait déjà du sang en petite quantité et cela depuis plusieurs jours. Ayant appris de ses parents que cet enfant était sujet à des hémorrhagies durables, soit après une simple piqûre, soit après une coupure ordinaire, je vis que je me trouvais en face d'une personne atteinte de diathèse hémophilique. Je commençai donc par me rendre maître de l'hémorrhagie que je venais d'observer, et pour cela j'employai du coton saupoudré de colophane sur lequel je plaçai un tampon de liége que je maintins en place par des liens sur les dents voisines. Je laissai l'appareil en place pendant trois jours, au bout desquels je levai l'appareil et constatai l'arrêt complet de l'hémorrhagie.

Quinze jours après, l'hémorrhagie se reproduisait. Obligé d'enlever la dent à cause de la deuxième dentition qui apparaissait, j'en fis l'extraction avec la pince droite, je surveillai particulièrement l'enfant avant son départ de chez moi, et quand il partit, l'hémorrhagie me parut complètement arrêtée, elle vint à se reproduire presque aussitôt après le départ de l'enfant. J'appliquai alors le même traitement que la première fois et j'obtins le même succès. Cet enfant perdit ses dents de lait une à une, et chaque fois 'il se produisit une hémorrhagie dont je me rendis toujours maître par le même traitement.

Trois mois après, à la suite de l'avulsion de la première molaire d'en haut, une hémorrhagie considérable se produisit, qui ne resta pas limitée à la plaie de la dent, mais qui s'étendit à toute la mâchoire supérieure. Le sang sortait en nappe dans toute l'étendue de la gencive. Je m'en rendis maître une première fois par des cautérisations au perchlorure de fer et en appliquant des bourdonnets de ouate garnis de colophane. Pendant près de trois mois, cet enfant eut des hémorrhagies presque continuelles, hémorrhagies dont je me rendis maître pendant quelques jours et qui se reproduisirent.

Enfin, six mois après l'avulsion de la dernière molaire de lait, survint une hémorrhagie considérable; le sang sortait de toute la muqueuse gingivale en telle abondance que l'enfant perdit très rapidement ses forces. Dans cet état désespéré, son père me l'amena et je fus obligé de lui placer un appareil compresseur. Je cautérisai d'abord au perchlorure de fer, puis après avoir fait une empreinte en gutta-percha, je plaçai sur du coton saupoudré de colophane, un second tampon recouvert de collodion et le tout maintenu par mon appareil en gutta-percha que je comprimai, jusqu'à ce qu'il eût complètement emboîté la mâchoire supérieure. Par dessus je plaçai un appareil en platine se moulant sur la gutta-percha, qui était très mince.

4

Le lendemain l'enfant me fut ramené et je m'aperçus que l'hémorrhagie s'était bien modérée pendant la nuit. Après avoir recommandé de ne point toucher à l'appareil et de ne faire prendre à l'enfant que des aliments liquides, je laissai l'appareil en place pendant vingt jours, au bout desquels je constatai que l'hémorrhagie était complètement arrêtée. Depuis cette époque, il ne s'est plus reproduit d'hémorrhagie chez cet enfant, qui jouit aujourd'hui d'une bonne santé.

Pour compléter cette observation, j'ajouterai que tous les jours je faisais des lotions astringentes dans la bouche du petit malade et que son médecin l'avait soumis au régime tonique : quinquina, fer, etc.

OBSERVATION XII.

Hémorrhagie à la suite d'extraction de dent chez un hémophile. Tamponnement. — Guérison.

Au mois de février 1876, un enfant âgé de quatorze ans fut conduit à l'hôpital Saint-André de Bordeaux, pour une hémorrhagie alvéolaire à la suite de l'extraction d'une dent. Cet enfant fut conduit à la salle 1. Il nous dit qu'il était souvent sujet à des écoulements de sang très abondants, pour une simple piqûre, et que cet écoulement durait fort longtemps. Il nous dit aussi qu'il avait des douleurs au niveau des genoux, et nous pûmes constater le gonflement. Cet enfant rentrait donc dans la classe des personnes hémophiles.

On pratiqua immédiatement le tamponnement de l'alvéole au moyen de petits bourdonnets de charpie qu'on introduisait successivement entre les deux alvéoles, en exerçant une compression assez énergique. Peu de temps après, l'écoulement de sang s'arrêta. Le malade ne prit que des aliments liquides, et deux jours après les bourdonnets de charpie tombèrent et l'hémorrhagie ne se renouvela pas.

OBSERVATION XIII.

Hémorrhagie après l'extraction d'une dent. — Tamponnement et compression. — Guérison.

(F. Guénard, dentiste.)

Mlle X..., âgée de vingt-six ans, placée comme domestique, dans une famille habitant les environs de Bordeaux, vint dans mon cabinet pour se faire extraire la deuxième molaire supérieure du côté droit. Cette dent était tellement cariée que je fus obligé de faire l'extraction successive des racines. Cette jeune femme sortit de chez moi n'ayant eu qu'un léger écoulement de sang.

Une heure environ après elle revint, me disant que ses gencives avaient beaucoup saigné depuis son départ. L'ayant alors interrogée pour savoir si elle n'avait point une prédisposition à la diathèse hémorrhagique, elle répondit négativement à toutes mes questions. J'appliquai alors sur sa gencive un tampon de coton imprégné d'une solution astringente, et recouvris le tout d'un second tampon imprégné de collodion. L'hémorrhagie s'arrêta.

Vers sept heures du soir je reçois une dépêche, me priant de me rendre immédiatement chez ses maîtres. Je trouvai cette jeune femme étendue sur son lit et en proie à une hémorrhagie très violente. Lui ayant nettoyé la bouche, et enlevé les caillots, je fis de petits bourdonnets de charpie imprégnés de poudre de colophane, que j'enfonçai successivement dans la cavité des alvéoles, jusqu'à ce que je l'eus complètement remplie. Je plaçai dessus un tampon de coton imprégné de collodion et par dessus un morceau de liége concave de manière à emboîter la gencive. Je fis fermer la bouche à la malade, et au moyen de quelques tours de bande je fixai la mâchoire.

A mon départ l'hémorrhagie était arrêtée. Je revins le lendemain matin, l'hémorrhagie n'avait point reparu ; le soir on put enlever l'appareil, et l'écoulement de sang ne revint plus.

OBSERVATION XIV.

Hémorrhagie après l'extraction d'une dent chez un enfant. — Insuccès du perchlorure de fer. — Tamponnement et compression. — Guérison.

(F. Guénard, dentiste.)

Appelé à l'hôpital des Enfants-Assistés, pour le jeune X..., âgé de douze ans, qui souffrait des dents, je lui ai extrait la deuxième molaire du bas. Le sang qui s'écoula de la plaie dès le début parut s'arrêter, mais dans l'après-midi le sang recommença à couler avec beaucoup d'abondance. On me fit appeler de nouveau, et après avoir lavé la gencive et retiré le caillot qui obturait une partie de la plaie, je vis que le sang en sortait en nappe et avec force. Je cautérisai immédiatement avec du perchlorure de fer, mélangé d'eau, mais l'hémorrhagie ne s'arrêta point.

Ayant alors enfoncé les bourdonnets d'amadou dans la plaie, après les avoir saupoudrés de colophane, je plaçai un tampon de liége sur l'amadou et fis fermer la bouche à l'enfant. Pour plus de précautions, j'avais eu soin de passer une cravate sous le menton de l'enfant et de la lier sur la tête. L'hémorrhagie s'arrêta.

Le soir, en voulant faire prendre de la nourriture à cet enfant, le tampon se déplaça, et l'hémorrhagie reparut. Je fus alors obligé de refaire un pansement du même genre, sauf à remplacer le tampon de liége par une plaque métallique. L'hémorrhagie s'arrêta de nouveau. Au bout de trois jours, j'enlevai l'appareil et le sang ne reparut plus.

OBSERVATION XV.

Hémorrhagie violente à la suite d'une extraction de dent.
— Insuccès du perchlorure de fer et du cautère actuel. —
Tamponnement et compression. — Guérison.

(F. Guénard, dentiste.)

M. X..., âgé de vingt-trois ans, d'un tempérament sanguin, d'une constitution robuste, me fit appeler pour lui extraire une dent fortement cariée. L'écoulement de sang s'arrêta assez vite.

Peu après mon départ, on m'envoya chercher de nouveau, mon opéré ayant une hémorrhagie assez considérable. Je lavai la plaie et appliquai immédiatement du perchlorure de fer mitigé d'eau, qui ne réussit pas à arrêter l'écoulement sanguin. Je lui plaçai alors, dans l'intérieur des alvéoles, des bourdonnets de coton saupoudrés de colophane, sur lesquels je plaçai un appareil compresseur en platine attaché aux dents voisines. L'hémorrhagie s'arrêta peu après.

Le soir, ce monsieur sortit lui-même son appareil et voulut aller passer la soirée avec ses amis. Peu après sa sortie il fut pris d'une nouvelle hémorrhagie. On m'envoya chercher de suite, ainsi que deux docteurs de mes amis, qui pratiquèrent la cautérisation au moyen du cautère actuel. L'hémorrhagie diminua, mais ne fut point complètement arrêtée. Ces messieurs me firent remettre l'appareil compresseur que j'avais fait. Il se composait d'une plaque en platine sur laquelle se trouvaient deux petits tenons, afin de pouvoir l'attacher aux dents voisines. Après avoir placé mes bourdonnets de coton saupoudrés de colophane, je plaçai mon appareil. L'écoulement de sang s'arrêta, et trois jours après je pus retirer l'appareil.

Observation XVI.

Hémorrhagie consécutive à l'extraction d'une dent. — Tamponnement et compression. — Guérison.

(F. Guénard, dentiste.)

M. P. E..., un de mes amis, âgé de cinquante-quatre ans, retenu dans son lit par une maladie grave, fut pris d'une odontalgie intense. Il me fit appeler presque aussitôt et je constatai que la deuxième incisive du côté droit de la mâchoire inférieure était cariée et fortement ébranlée.

Vu son état de faiblesse, je désirai la lui conserver, mais il insista pour que j'en fisse l'extraction. Dès le début tout se passa bien, mais peu d'heures après mon départ, je fus appelé de nouveau et trouvai mon ami crachant beaucoup de sang. Je lavai immédiatement la plaie avec de l'eau fraîche et avec de l'eau alunée; puis, ayant cautérisé au perchlorure de fer, j'appliquai dessus un tampon d'ouate saupoudré de colophane. Je couvris ce premier tampon d'un second imbibé de collodion, et sur le tout je plaçai un tampon de liége évidé au milieu et emboîtant mes tampons et la gencive. J'attachai le tampon de liége aux dents voisines et fis fermer la bouche au malade, en le priant d'ouvrir le moins possible la bouche et de ne prendre que des aliments liquides afin de ne point déranger l'appareil.

Au bout de deux jours je levai l'appareil, retirai les bourdonnets d'ouate, et je vis que l'écoulement sanguin était complètement arrêté.

OBSERVATION XVII.

Hémorrhagie, suite de l'extraction d'une dent chez une personne de vingt ans. — Cautérisation par le cautère actuel. — Récidive. — Emploi du perchlorure de fer et de la compression. — Guérison [1].

Le 18 avril 1856, à deux heures du matin, je fus appelé chez Mme M..., jeune veuve âgée de vingt ans, qui souffrait d'une hémorrhagie abondante venant de l'alvéole d'une dent qu'un dentiste lui avait arrachée la veille; dans la même séance elle s'était fait extraire quatre dents cariées. La dent de sagesse inférieure gauche, enlevée la

_____

[1] Morton Dowler, *Art dentaire*, février 1875, vol. I, v° 2, p. 53.

dernière, donne seule naissance à l'hémorrhagie ; l'alvéole n'avait pas cessé de saigner depuis l'extraction, et la perte était devenue beaucoup plus abondante pendant les quelques heures qui précédèrent mon arrivée. Un bassin placé dans la ruelle du lit contenait plus de deux litres de sang, ce qui n'était qu'une partie de tout ce qu'elle avait perdu depuis l'opération. La malade, d'un tempérament nerveux, d'une santé délicate, devenue anémique par plusieurs accès de fièvre intermittente qu'elle avait eus quelques jours auparavant, digérait difficilement, ce qui la rendait sujette aux flatuosités, à la constipation et à des maux de tête atroces.

Après avoir épongé l'alvéole, je pris un tampon de charpie, l'humectai et le roulai dans l'acide tannique ; je l'introduisis ensuite dans l'alvéole, et j'appliquai par dessus une petite compresse graduée ; je rapprochai enfin les mâchoires que je serrai fortement l'une contre l'autre à l'aide d'une cravate. Par ce moyen l'hémorrhagie fut arrêtée jusque vers les huit heures du matin ; mais alors le sang coula de nouveau et remplit toute la bouche. En examinant l'alvéole au grand jour, le sang me parut sortir de tous les points de la cavité osseuse dans laquelle la dent était enchâssée. J'eus recours de suite au cautère actuel, dont je m'étais pourvu à cet effet ; j'employai deux fils métalliques dont l'extrémité était recourbée à angle droit ; l'un était à peu près gros comme une plume de corbeau, l'autre comme une aiguille à tricoter. Je cautérisai le fond des alvéoles de chaque racine, en appliquant plusieurs fois le petit cautère que j'avais toujours soin de laisser éteindre dans la cavité. Je fis également rougir le plus gros qui était terminé par un renflement en forme de plaque (cautère nummulaire) et je le passai sur toute

la surface de l'alvéole. Après cette opération, la cavité
osseuse se trouva remplie de caillots noirs et l'hémorrhagie s'arrêta; j'appliquai, comme je l'avais fait tout
d'abord, un tampon et une compresse, puis à l'aide d'un
bandage je serrai légèrement les deux mâchoires l'une
contre l'autre; j'espérais ainsi empêcher l'hémorrhagie
de se reproduire, et pendant cinq jours tout semblait
concourir à réaliser mon espérance. Je mis ma malade,
qui était devenue très faible, au régime liquide le plus
nutritif, et je recommandai que l'on veillât à ce que le
pansement ne se dérangeât pas.

Malgré cela, à la fin du cinquième jour, le sang reparut
et remplit subitement la bouche; lorsque je vis la patiente,
je la trouvai extrêmement épuisée; j'eus de nouveau
recours au cautère actuel, qui, cette fois, causa une douleur très vive à Mme M... Je continuai avec les deux fers
dont je m'étais déjà servi, je les appliquai avec soin, non
seulement au fond des alvéoles de chaque racine, mais
encore sur toute la surface saignante, puis je refis une
légère compression en prescrivant les mêmes précautions
que dans le premier cas. Pendant six jours tout alla bien,
mais l'hémorrhagie reparut soudain aussi abondante que
jamais. Je fus très désappointé et très affligé de ce résultat,
car à l'aide du cautère actuel, j'avais dans deux occasions
arrêté une hémorrhagie grave de l'alvéole. Après avoir
épongé, j'introduisis un tampon de charpie imbibé de la
liqueur styptique de Pravaz (perchlorure de fer), je le
pressai fortement dans la cavité, je plaçai dessus une
compresse graduée et fixai solidement les mâchoires
l'une contre l'autre au moyen d'une cravate. C'était le
douzième jour de l'hémorrhagie, et je n'avais pas du tout
confiance dans ce dernier procédé.

Trois jours après, c'est-à-dire le quinzième jour, l'écoulement de sang s'était reproduit ; j'ôtai la compresse et je fis de nouveau une forte application de perchlorure de fer. J'ordonnai à Mme M... de prendre trois fois par jour dans une cuillerée d'eau sucrée huit gouttes de liqueur styptique. A partir de ce moment, il n'y eut pas d'autres pertes de sang. Cinq jours après, j'enlevai la compresse, mais je ne retirai le bourdonnet de charpie que six jours plus tard. Aujourd'hui (1er juin), l'alvéole est complètement cicatrisée ; cependant, la malade paraît entièrement anémique, et nous lui avons prescrit le quinquina et l'acétate de fer.

D'après ce que nous venons de voir, et d'après toutes les observations que j'ai lues et que j'aurais pu reproduire dans ce petit travail, nous voyons que le traitement des hémorrhagies dentaires est assez simple pourvu qu'il soit fait avec soin. Pour moi, je donne la préférence au tamponnement suivi de compression. La compression à laquelle je donne la préférence est la compression faite à l'aide du liége, de la gutta-percha ou de la plaque métallique.

Mais la compression a été employée d'autres manières et a donné aussi des succès, je veux parler de la compression digitale. Cette dernière a été employée plusieurs fois. Aussi j'en rapporte deux observations, une que j'ai recueillie dans l'ouvrage de M. Préterre, et l'autre qui m'a été communiquée par mon excellent maître M. le Dr Louis Lande, professeur adjoint de clinique médicale à l'École de médecine de Bordeaux.

Observation XVIII.

Hémorrhagie dentaire chez un vieillard âgé de quatre-vingt-trois ans. — Insuccès du perchlorure de fer. — Refus du malade de laisser employer le fer rouge. — Compression digitale pratiquée pendant dix heures. — Guérison [1].

Nous avons été appelé, il y a peu de temps, chez M. X..., vieillard octogénaire des environs de Poissy, pour être consulté sur l'opportunité de la pose d'un dentier. Toutes les alvéoles de la mâchoire supérieure étaient complètement résorbées, et une seule dent, une incisive, à peine adhérente à la gencive, existait encore.

Nous pensâmes que la pose d'un dentier ne souffrirait aucun obstacle et nous proposâmes l'extraction de la seule dent restante, ce qui fut accepté. L'extraction fut faite immédiatement sans autre instrument que notre doigt indicateur et elle ne produisit aucune douleur. L'opéré se mit quelques instants après à table, et nous retint à dîner.

Au moment de nous séparer, M. X... s'aperçut que sa bouche se remplissait de sang. Nous envoyâmes de suite chercher du perchlorure de fer, que nous appliquâmes avec un peu de charpie sur la petite ouverture laissée par l'extraction de la dent. L'effet fut nul, et malgré tous nos efforts l'hémorrhagie continua. Nous proposâmes la cautérisation au fer rouge, que le malade repoussa énergiquement; il refusa même de continuer l'emploi du perchlorure de fer qui lui desséchait l'arrière-bouche et la gorge sans avantage.

[1] Préterre, *Les dents,* p. 155.

Les moyens de compression habituels étant rendus
impossibles par un tremblement continuel dont était atteint
le malade, nous résolûmes d'avoir recours à la compression
digitale, que nous pratiquâmes de façon à obturer complètement le trou laissé par la dent. Aidé par la fille du malade,
nous pratiquâmes la compression toute la nuit. Vers sept
heures du matin, toute crainte de récidive de l'hémorrhagie
avait complètement disparu : la santé est restée depuis
excellente.

OBSERVATION XIX.

*Hémorrhagies successives à la suite de l'extraction de dent
chez un hémophile. — Compression digitale. — Guérison.*

(Communiquée par M. le Dr L. Lande.)

Mme X..., âgée de cinquante-six ans, sujette à des hémorrhagies violentes à la suite de simples coupures et de piqûres
de peu d'importance, ayant les dents de la mâchoire
inférieure très chancelantes, et cela la gênant beaucoup
pour la mastication, résolut de se faire placer un appareil
prothétique.

Le dentiste lui enleva dans la même séance cinq dents.
Il y eut une petite hémorrhagie qui s'arrêta bientôt
après. La plaie d'une dent seule continua à donner lieu à
un écoulement de sang. Cette hémorrhagie dura toute la
journée, malgré l'emploi de l'eau vinaigrée, de l'alcool,
de l'alun et du perchlorure de fer pur.

On fit alors appeler un de mes confrères, qui pratiqua
immédiatement la compression digitale, en appuyant
directement la pulpe de l'index sur la plaie. Ayant été

appelé presque au même moment, j'arrivai lorsque l'hémorrhagie était complètement arrêtée.

Trois semaines après, cette dame se fit extraire une grosse molaire à la mâchoire inférieure, dent qui était aussi chancelante que les incisives enlevées dans la première séance. Il s'en suivit une hémorrhagie, qui s'arrêta après un lavage avec une eau dentifrice quelconque. Mais quelques heures après l'hémorrhagie recommença, Cette dame fit appeler le dentiste qui l'avait opérée, et qui essaya de tamponner la plaie avec de l'amadou, puis avec du coton imbibé de perchlorure de fer pur. Vers onze heures du soir l'hémorrhagie parut arrêtée.

A quatre heures du matin, l'hémorrhagie revint et l'on envoya chercher le dentiste, qui essaya successivement le tamponnement simple avec du coton, puis avec du coton imprégné de perchlorure de fer, et enfin la compression qu'il fit en appuyant l'index sur le tampon qu'il avait placé entre les alvéoles. Rien ne réussit à arrêter cette hémorrhagie. A sept heures du matin, cette dame étant très faible, on me fit appeler. Je débarrassai de suite la bouche de tous les caillots de sang qui y étaient accumulés, et ayant fait bien laver la bouche, je fis la compression en appuyant énergiquement l'index à la partie interne du maxillaire ; je maintins cette compression de dix à quinze minutes environ, l'hémorrhagie s'arrêta et ne reparut plus.

D'après ces deux observations, la compression digitale serait d'un bon effet, et je le crois. Mais la plupart du temps cela est presque impraticable, car le malade ne se résoud pas toujours à se laisser comprimer la gencive pendant un quart d'heure. Il est fatigué, ennuyé, et surtout il a peur; aussitôt que le sang sort de la plaie, il a une tendance ou à le rejeter ou à l'avaler, par conséquent il fait des efforts qui le fatiguent et qui surtout dérangent la main du chirurgien. Cependant, malgré ces inconvénients, je crois que dans certains cas cette compression directe peut rendre de véritables services, seulement je crois qu'il est bon de tenter le tamponnement de l'alvéole et la compression au moyen d'un appareil quelconque avant de pratiquer la compression digitale.

Le cautère actuel a été employé souvent pour les hémorrhagies dentaires, le plus souvent sans succès, et je crois que cela est dû à la perte de substance de l'alvéole. Dans l'observation VI de M. Magitot, la mort en a été la conséquence; dans les observations XV, XVII et XVIII, la mort n'est point arrivée parce que le traitement a été changé. Seulement je crois, comme le dit M. Moreau [1], que l'application du cautère actuel dans le fond de l'alvéole peut rendre service, car il peut faciliter l'application des tampons. Mais je crois aussi qu'il n'est pas un moyen de guérison, mais un simple adjuvant. C'est aussi l'avis de M. Delestre [2].

Quant à la ligature de la carotide, je dirai simplement que l'opération est beaucoup trop grave pour la tenter, quoique deux fois on ait essayé de la pratiquer. Malheureusement, ces deux tentatives ont été suivies de mort.

Le reste du traitement de ces hémorrhagies se composera de lotions froides ou astringentes dans la bouche du malade, et à l'intérieur, chez les hémophiles, de l'emploi du quinquina et du perchlorure de fer.

En employant avec soin tous ces moyens, on peut

[1] Moreau, *Loc. cit.*, p. 332.
[2] Delestre, *Loc. cit.*, p. 64.

presque toujours se rendre maître d'une hémorrhagie dentaire, même chez les scorbutiques, les hémophiliques et les personnes atteintes de purpura.

———

CONCLUSIONS.

D'après ce que nous venons de dire, nous pouvons tirer les conséquences pratiques suivantes :

1° Les hémorrhagies dentaires sont en général peu graves et cèdent facilement au tamponnement et à la compression;

2° Chez les scorbutiques, les hémophiles et les personnes atteintes de purpura, elles sont en général graves. Aussi, avant d'opérer, est-il de toute utilité d'interroger son malade et de se rendre compte de son état;

3° Se refuser à pratiquer l'extraction chez les hémophiles, à moins de cas très urgent, et alors pratiquer de suite le tamponnement préventif;

4° Quand on est en présence d'une hémorrhagie dentaire, s'en rendre compte et tâcher de trouver la cause qui la produit. Il faut alors débarrasser la bouche des esquilles osseuses, réséquer ou remettre en place les parties molles, faire pratiquer des lavages modérés et interdire la succion, puis, pratiquer le tamponnement de l'alvéole au moyen de coton, d'amadou ou de feuilles de matico; enfin, établir une compression méthodique avec un appareil contentif quelconque.

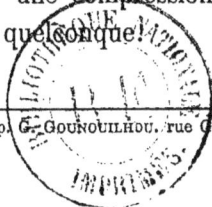

Bordeaux. — Imp. G. Gounouilhou. rue Guiraude, 11.

Bordeaux. — Imp. G. Gounouilhou, rue Guiraude, 11.

www.ingramcontent.com/pod-product-compliance
Lightning Source LLC
Chambersburg PA
CBHW070821210326
41520CB00011B/2057